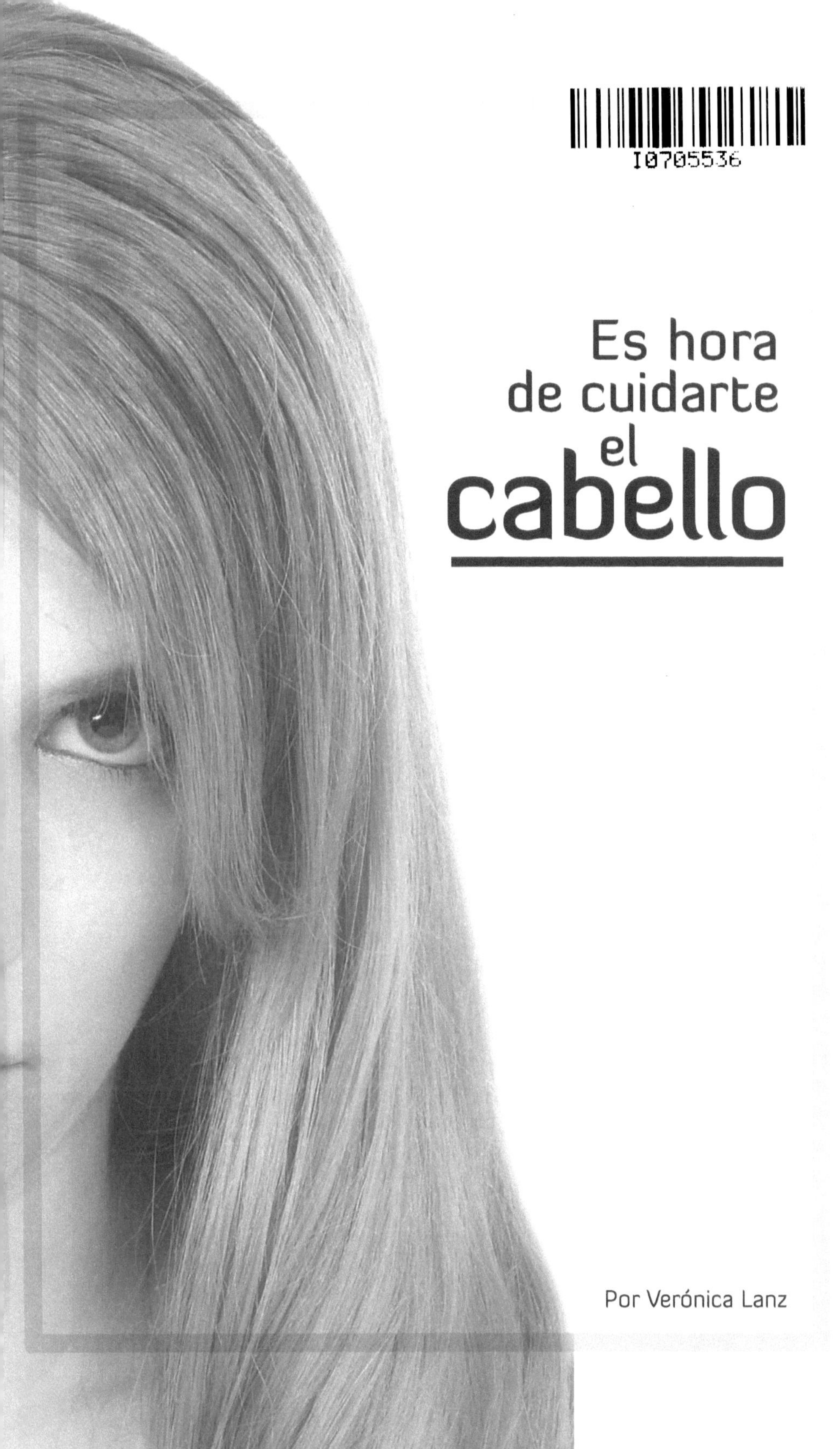

I0705536
Es hora
de cuidarte
el
cabello
Por Verónica Lanz

Verónica Lanz
Es hora de cuidarte el cabello. - 1a ed. - Buenos Aires:
Dos Tintas, 2008.

1. Cuidado del Cabello. I. Título
CDD 646.7

Este libro es informativo. Consulte siempre a su médico de confianza.

Í N D I C E

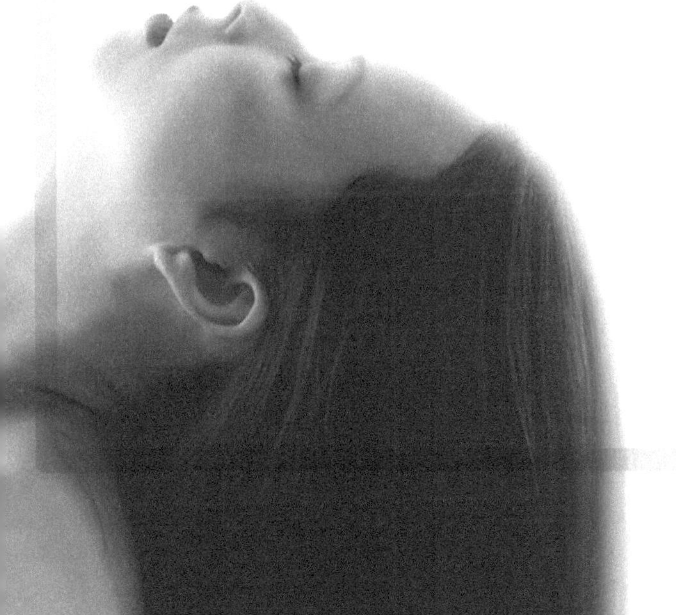

INTRODUCCIÓN

El cabello es, básicamente, una prolongación de la piel. Tiene la función de proteger y abrigar. No es apenas un accesorio estético que sirve para cambiar nuestra apariencia, sino que es un espejo de nuestra salud y nuestro estado general.

El cabello no sólo es importante para nosotras. Los hombres de todas las épocas -y mucho más los denominados "metrosexuales" de la actualidad- han probado con todo tipo de tratamiento, medicación y técnica para seguir conservándolo.

Por nuestro lado, no hay mujer que no se haya mostrado preocupada por cada uno de los productos nuevos que son lanzados al mercado con la promesa de nutrir, cuidar y mejorar el aspecto de nuestro cabello.

Claro que por mucho empeño que depositemos en el lavado, los tratamientos de cremas y baños especiales, si nuestro organismo no está sano, descansado y en armonía, difícilmente podamos lucir un pelo brillante.

Debemos partir del concepto de que el cabello es distinto en todas las mujeres: la genética, las características, el ambiente en el cual vivimos, la edad, los productos usados… todo cambia y modifica el tipo de pelo. El sol, el agua, el viento, la alimentación, los cambios hormonales también son elementos que pueden alterar nuestro pelo que no siempre es graso, o seco, o normal, sino que puede sufrir cambios drásticos.

Esto demuestra que, además de servir para cambiar el look o para lucir espléndida en una fiesta, el cabello necesita cuidados permanentes tanto en los cosméticos utilizados, como en el lavado, el secado, el peinado y los productos que le aplicamos. Por ello, debemos dedicarle el tiempo suficiente para su protección. Ya sea por las tareas en el hogar o en el trabajo, muchas mujeres postergan su cuidado personal y eso a veces provoca trastornos en su ánimo que no le permiten vivir en plenitud. A la hora de buscar un cambio estético el cabello es una de las primeras cosas que la mujer modifica. Pero, más allá de las apariencias, es necesario controlar la salud y el estado del mismo como la primera señal de un cuerpo saludable.

Llegó la hora de cuidarte el cabello…

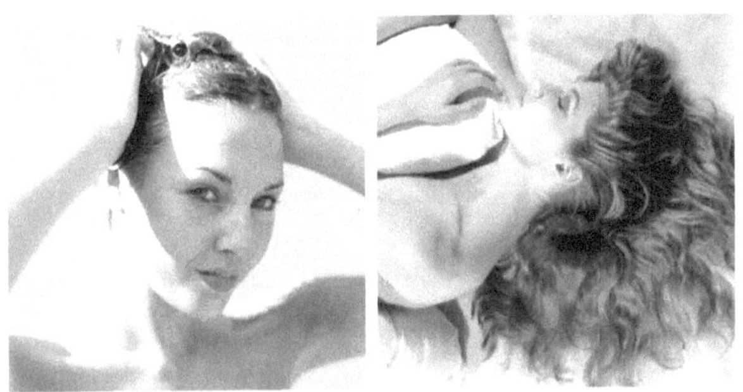

CAPÍTULO 1

Tipos y características

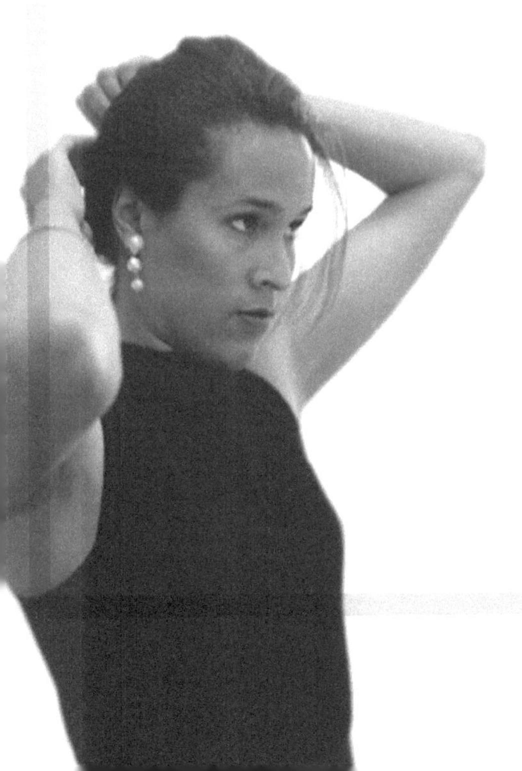

TIPOS Y CARACTERÍSTICAS

A modo de introducción: la piel

Características básicas

La piel es uno de los órganos del cuerpo humano y es el de mayor tamaño.

En promedio, para el cuerpo de un adulto, su peso es de 5 kilos y su superficie ocupa alrededor de 2 metros cuadrados. Tiene un espesor variable que va desde los 0,5 milímetros hasta los 4 milímetros. Su menor espesor se da en la zona de los párpados y su mayor espesor en el área del talón.

La piel cumple una función de protección del organismo. Recubre y contiene al sistema muscular y óseo que dan forma al cuerpo humano y lo defiende de los agentes externos. Según la medicina, la piel cuenta con tres capas que se denominan:

- epidermis
- dermis
- tejido subcutáneo

Además de contribuir como barrera de resguardo del cuerpo, la piel es el vehículo que nos conecta con el entorno, es decir, nos comunica con el exterior permitiéndonos reaccionar ante los estímulos como los cambios de temperatura.

Por otro lado cumple funciones vitales en la respiración, el pasaje de la luz y el reconocimiento de los agente patógenos.

Para saber

- es nuestro órgano más grande.

- forma una barrera contra microorganismos nocivos para el cuerpo.

- también nos protege de los rayos ultravioletas del sol y nos ayuda a regular la temperatura corporal mediante la transpiración.

- controla la pérdida de líquidos como la sangre y el agua.

- contiene miles de células, glándulas, vasos sanguíneos y terminaciones nerviosas.

• el cabello y las uñas son un tipo de piel modificado.

• el vello aparece en todo el cuerpo, excepto en las palmas de las manos, las plantas de los pies, los párpados y los labios.

• las uñas no son sólo decorativas. Sirven para preservar los extremos de los dedos de las manos y de los pies. No son esenciales, pero protegen contra lesiones en las puntas de los dedos de pies y manos. También facilitan la toma de ciertos objetos o nos permiten rascarnos.

• al igual que una piel en mal estado, las uñas o el cabello sin fuerza o con alteraciones son indicadores básicos de que algo no anda bien en el organismo.

Composición de la piel

La piel nos permite sentir los estímulos recibidos desde el exterior como frío, calor, presión o dolor.

Esto es posible gracias a "receptores" que se encuentran en todo el organismo en las distintas capas de la piel. Cada uno de estos órganos receptores sirve para percibir distintas sensaciones. Los principales son:

• Órganos de Meissner
Estos son los más imperceptible detectores del tacto.

Se alojan en los labios, la lengua, las plantas de los pies, las palmas de las manos y en los extremos de los dedos. También en el vello, los pezones, el glande y el clítoris.

- ## Órganos de Krause
Son los que generan la sensación de frío.

- ## Órganos de Paccini
Son los que dan la impresión de presión y registran las vibraciones. Se alojan en las manos y en los pies.

- ## Órganos de Ruffini
Son los que registran el calor.

- ## Órganos de Merckel
Están ubicados en la boca y en los genitales.

EL CABELLO

¿Qué es?

Como hemos dicho, el cabello es un tipo de piel modificada y es una continuación de la misma. No es un adorno ni un componente estético. El cabello es un elemento que nos brinda protección, abrigo y seguridad. Muchas veces no le damos atención a este tema, pero más del 90% del calor corporal se pierde por la cabeza.

Pero no sólo el pelo de la cabeza nos protege:

• El pelo en la nariz, las orejas y alrededor de los ojos protege contra el polvo y otras partículas pequeñas.

• Las cejas y pestañas protegen los ojos reduciendo la cantidad de luz y partículas que penetran en los mismos.

• El vello que cubre el cuerpo brinda calor y protege la piel.

¿Cómo está compuesto?

Compuesto por queratina, el cabello humano consiste en el tallo piloso, que se proyecta desde la superficie de la piel y la raíz, un bulbo blando y grueso en la base del cabello incrustado en la dermis, una de las capas de la piel. La raíz culmina en el bulbo piloso.

El bulbo piloso se asienta en un hueco en forma de saco en la piel llamado folículo, a partir del cual crece el cabello. La zona papilar está compuesta de tejido conjuntivo y vasos sanguíneos, que proporcionan al pelo las sustancias necesarias para su crecimiento.

En la base del folículo se encuentra la papila, donde tiene lugar el crecimiento real del cabello. La papila contiene una arteria que nutre la raíz del cabello. A medida que las células se multiplican y producen queratina para reforzar la estructura, son empujadas por el folículo a través de la superficie de la piel como tallo piloso.

Cada cabello tiene tres capas:

• la médula en el centro, que es blanda

• la corteza, que rodea a la médula y es la parte principal del cabello

• la cutícula, el plano externo más duro que protege al tallo

La médula consiste en células queratinizadas, laxamente unidas y está presente solamente en los pelos más gruesos (pelo de guardia). El espacio intercelular está lleno de aire.

La médula está rodeada de la corteza, fuertemente adherida.

En la corteza se fijan la mayoría de los gránulos de pigmento. Su superficie se halla cubierta con un tegumento, en el que las células pueden estar adheridas o bien separadas en las porciones terminales, formando escamas.

Una glándula sebácea desemboca dentro de cada folículo. Existe un manojo de fibras musculares lisas unidas a cada pelo. La contracción de los músculos hace que el pelo se erice, cambiando así su ángulo con relación a la piel. Este proceso incrementa las posibilidades aislantes del pelo para lograr la protección contra el frío.

El color del cabello

La coloración capilar de una persona está determinada por la cantidad y distribución de la melanina -la misma que existe en la epidermis- en la corteza de cada cabello. El cabello contiene también un pigmento amarillo, rojizo; las personas con cabello rubio o pelirrojo sólo tienen una pequeña cantidad de melanina en su cabello. El cabello se vuelve gris cuando las personas envejecen, porque ya no se forma pigmento.

¿Cómo cambia, crece y se modifica?

El crecimiento del cabello es, normalmente, de unos 6 milímetros mensuales.

Cada uno de nuestros cabellos crece durante un máximo de 6 años. Luego el cabello cae y otro crece en su lugar.

El largo del cabello de una persona depende de la duración de la fase de crecimiento del folículo. Los folículos permanecen activos durante un período de 2 a 6 años; descansando luego durante unos 3 meses.

Una persona se vuelve calva si los folículos del cuero cabelludo mueren y no se produce cabello nuevo. El cabello grueso nace de folículos grandes y los folículos angostos producen cabello fino.

El crecimiento del cabello se produce por la formación de nuevas células en la base de la raíz. Estas células se multiplican para formar un bastón de tejido en la piel que se mueven hacia arriba, a medida que las nuevas células se forman debajo de las mismas. A medida que se desplazan hacia arriba, se los aparta de su provisión de nutrientes y comienzan a formar una proteína dura llamada queratina: este proceso se llama queratinización.

A medida que se produce este proceso, las células del cabello mueren. Las células muertas y la queratina forman el tallo piloso.

El pelo sufre modificaciones continuas. Cuando termina de crecer, la reproducción de las células indiferenciadas de la base del folículo también se detiene, la raíz se hace progresivamente más estrecha y las células que se encuentran encima de la papila sufren un proceso de cornificación. Finalmente, la raíz se separa de la papila del pelo y éste se cae. Antes de que se desprenda, se inicia la formación de un nuevo pelo en la base del folículo.

Las fases del crecimiento

El cabello tiene tres fases de crecimiento. Ellas son:

• Fase anágena:
En esta fase el pelo está pegado a la papila, nace y crece. Dura entre 4 y 6 años.

• Fase catágena:
Se extiende unos 20 días, durante los cuales el crecimiento se detiene y se separa de la papila, pero continúa su actividad celular.

• Fase telógena:
Fase de reposo que dura unos 90 a 100 días antes de que empiece a crecer un nuevo pelo en el mismo folículo. El bulbo se queratiniza y el pelo cae.

Los tipos de pelos

Si nos referimos a la característica de cada pelo individual-mente, como unidad, el pelo se clasifica en:

• Pelo de cubierta o guardia:
Es el más largo y recto, con una terminación en punta; este tipo de pelo impide que escape el calor.

• Bajo piel:
Sirve para el aislamiento térmico, ya que es muy denso; permite el intercambio térmico hacia el exterior, o bien lo impide.

• Sensorial o vibrisas:
Está provisto de senos vasculares y fibras nerviosas que envuelven la base del folículo piloso, por lo que tienen una función sensorial.

Si, por otra parte, nos referimos al cabello en su conjunto, según su apariencia y forma, la clasificación de los distintos tipos sería:

• Lacio
• Ondulado
• Rizado
• Muy rizado
• Pasudo o crespo

El papel más importante en la determinación del tipo de cabello lo tiene la glándula sebácea. La producción de sebo es un proceso natural que agrega fortaleza y brillo al cabello.

Sin embargo, la dieta, la circulación sanguínea, la angustia emocional, el estrés, las medicinas, el ambiente y el proceso de envejecimiento pueden influenciar la producción.

Pero, también, los tipos de cabello tienen otra clasificación que tiene que ver con su aspecto y su evaluación cosmética. En este rubro, los cabellos se dividen en:

- Normal
- Graso
- Seco
- Mixto
- Fino
- Con puntas quebradizas
- Teñido
- Rebelde

El cabello normal

Es el que se presenta brillante, dócil y de buena apariencia. Además de las condiciones naturales de la mujer, es el resultado de un estilo de vida equilibrado, saludable y combinado con un buen tratamiento del cabello utilizando los productos correctos.

El cabello graso

En este tipo de pelo las glándulas sebáceas hiperactivas producen un exceso de sebo, lo que hace al cabello lacio y sin vida.

Esto puede deberse a cambios hormonales, a menudo evidentes durante la pubertad o la menopausia. Muchas personas tienen un cuero cabelludo naturalmente graso, lo que puede dar como resultado un cabello graso.

El cabello claro es mucho más fino que el oscuro, por lo que es más susceptible a un exceso de grasa.

El cabello seco

Es aquel que tiene un aspecto apagado y sin vida, y también es más susceptible al quiebre.

El cabello seco sólo puede estirarse un 20% antes de quebrarse, mientras que el sano puede estirarse hasta el doble de este porcentaje.

La causa más común del cabello seco es la deshidratación; la retención del agua puede medir entre un 4 y un 13% del volumen total del cabello.

Por lo general, este tipo de pelo se resiente mucho más en las estaciones frías y calurosas, por ello conviene hidratarlos de forma profunda y así combatir su sequedad.

Este tipo de cabello se caracteriza por tener altos niveles de sequedad en su raíz, aunque es verdad que las puntas son las que nos demuestran las características del pelo.

El cabello mixto

Los tipos de cabello de condición mixta presentan puntas secas que tienden a quebrarse, con raíces grasas. En esta situación las técnicas de aplicación son muy importantes al incorporar los productos para asegurarse de que se está trabajando en el área problemática.

Unas glándulas sebáceas hiperactivas y una condición pobre del cuero cabelludo pueden generar un exceso de sebo; esto puede volver a absorberse por el cuero cabelludo, evitando que los aceites esenciales recorran todo el cabello.

El cabello fino

Es aquel, de cualquier característica, pero que tiene tendencia a perder volumen y lucir aplastado.

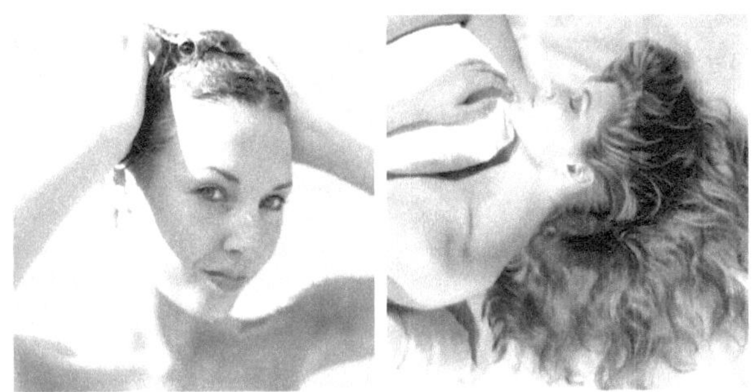

CAPÍTULO 2

Enfermedades del cabello

ENFERMEDADES DEL CABELLO

ENFERMEDADES CAPILARES

Caída capilar

La caída es, posiblemente, la enfermedad que más preocupa sobre el cabello. El pelo es una fibra compuesta principalmente por proteínas y se forma en la parte media de la piel en lo que se denomina folículo, como ya hemos visto. En el cuero cabelludo tenemos entre 100 mil y 120 mil folículos que forman cada uno un pelo.

En condiciones normales el pelo crece menos de un centímetro al mes (unos 6 mm es el promedio), pero no todos los pelos del cuero cabelludo crecen al mismo tiempo.

Siempre hay un 10%, más o menos, que está en reposo, sin crecer. Cuando esos pelos que descansaban cumplen el reposo (normalmente es de 2 ó 3 meses) se caen y son reemplazados por nuevos pelos que crecen continuamente.

El crecimiento de esos nuevos pelos es variable y puede durar entre 2 y 6 años. Esto dependerá de cada persona, del clima y época del año; y por ello algunas mujeres pueden tener el pelo bien largo mientras que en otras la longitud del pelo tiene cierto límite.

Existe un número pequeño de pelos (entre 50 y 100) que se cae por día pues han terminado su fase de descanso y son reemplazados por nuevos cabellos que empiezan a crecer. Por ello no debemos preocuparnos si al lavarnos la cabeza encontramos en la rejilla algunos pelos o si varios de ellos quedan en los dientes del peine. Esto es normal y habitual. Claro que si ese número de cabellos perdidos al día es mucho mayor a 100, o si notamos que se ha vuelto más fino, es necesario consultar al dermatólogo.

La pérdida de cabello se denomina alopecía.

¿Cuáles son las causas de la caída?

Existen numerosas condiciones, enfermedades y malos hábitos de cuidado que pueden hacer que tu pelo se caiga. La lista de motivos es extensa, la causa más frecuente es la llamada popularmente calvicie común, otros son:

- Comer inadecuadamente
- Infecciones
- Fiebre muy alta
- Medicamentos
- Problemas de tiroides
- Anemia
- Estrés psicológico importante
- Problemas del hígado
- Quimioterapia
- El tironeo constante del pelo
- Posparto

La caída de pelo en las mujeres

Aunque no se crea, o se tenga la idea de que sólo el hombre la padece, hay mujeres que tienen cierta predisposición genética y pueden tener caída de pelo como respuesta a las hormonas, lo que se llama alopecía androgenética femenina.

El patrón de caída de cabello en la mujer es más difuso que en el hombre. Es progresiva y el pelo es cada vez más difícil de peinar volviéndose más fino y corto.

Una causa muy frecuente de caída de pelo en las mujeres es el posparto. La caída puede iniciarse con la administración de pastillas anticonceptivas o un par de meses después de que las mismas se han suspendido.

Tanto la alopecía posparto como la producida por los anticonceptivos es reversible, pero deben ser tratadas rápidamente.

Malos hábitos que pueden originar la caída

• Usar el pelo atado de manera tirante un tiempo prolongado puede originar pérdida de pelo.

• Personas con cierto grado de estrés descargan sus nervios tironeando y jugueteando con el cabello mientras estudian o trabajan, estas pequeñas maniobras pueden producir alopecía.

• El abuso en la utilización de secadores, planchitas, tinturas y permanentes puede dañar el cabello.

• El uso correcto y periódico de los métodos mencionados en el punto anterior no va a generar ningún problema.

Caspa (Pitiriasis Capitis)

Se llama así a la alteración que se manifiesta con una descamación del cuero cabelludo. Es una de las complicaciones más habituales en la salud del cuero cabelludo. Se forma como resultado de una acumulación de células córneas por una aceleración en el recambio de las células epidérmicas.

Si bien no es habitual durante la infancia, la caspa aumenta a partir de la adolescencia. Se considera que para los 20 años, la mitad de las mujeres han sufrido la aparición de caspa en algún momento.

La caspa es controlable mediante productos cosméticos o tratamientos dermatológicos. Pero debemos tener en claro que no hay que dejar pasar el tiempo para visitar al dermatólogo. El exceso de caspa y su prolongada duración puede conducir a la caída del cabello.

Existen distintos tipos de caspa: los más conocidos son la caspa seca y la caspa grasa.

Caspa seca (Pitiriasis simplex)

Es el estado descamativo más frecuente.
Suele mantenerse por largos períodos de tiempo.
Si no se trata puede evolucionar a caspa grasa.
Como aparece, puede desaparecer de manera espontánea.

Se caracteriza por:

• Presencia de escamas finas, secas, blancas o grisáceas, que se desprenden con facilidad y ocupan totalmente el área del cuero cabelludo.

• Las escamas se reparten de forma antiestética por el cuello y hombro.

• Cuero cabelludo seco y cabellos sin brillo.

• No presenta signos inflamatorios y el prurito es moderado o ausente.

Caspa grasa (Pitiriasis steatoide)

Es un estado descamativo más grave.

Esta vinculado con la existencia de seborrea, y puede suceder a una pitiriasis simplex o surgir espontáneamente.

Si no es controlado a tiempo, puede inducir a la caída del cabello.

Sus características:

• Abundancia de escamas de mayor talla, espesas, amarillentas y grasientas, preferentemente localizadas en las áreas seborreicas (cuero cabelludo frontal).

• Las escamas se adhieren al cuero cabelludo y al cabello, formando placas.

Seborrea

Es una enfermedad que afecta al cuero cabelludo y, al mismo tiempo, la cara y el rostro.

La seborrea o dermatitis seborreica se trata de un trastorno funcional de las glándulas sebáceas que producen una hipersecreción de grasa. Se manifiesta con piel rojiza, irritada, escamosa y casposa. Los hongos que afectan la piel son los mismos que provocan la caspa, pero al tener los individuos menos defensa contra ellos, la alteración es más grave.

El cuero cabelludo de las personas afectadas reacciona a la infección producida por el hongo inflamándose y soltando escamas microscópicas en un intento fallido de librarse del hongo.

En algunos casos se presenta íntimamente unida a la caspa y en otros casos, principalmente cuando se hace crónica, puede ser un síntoma precursor de una posible alopecia seborreica.

Puede presentarse, también, con dermatitis seborreica del cuero cabelludo, en la que hay un proceso inflamatorio con una fina descamación de aspecto ceroso, la cual se produce también en la zona trasera de las orejas y bordes nasojeneanos.

La secreción de sebo es baja durante la infancia, mientras que es elevada en la pubertad, alcanzando su máximo en adultos, para luego decrecer en la senectud.

La supersecreción de las glándulas sebáceas de la piel provoca un exceso de grasa en las zonas donde habitan dichas glándulas -torso, rostro y cuero cabelludo-. La seborrea es un problema estético y dermatológico grave. Entre sus efectos más preocupantes puede provocar:

• caída del cabello

• graves lesiones al cuero cabelludo

• secuelas psicológicas, al afectar la autoestima

¿Cómo se manifiesta?

Los cabellos se vuelven brillantes, pegajosos, pesados, difíciles de peinar y acumulan suciedad fácilmente.

Con frecuencia, el sebo experimenta procesos que generan mal olor.

Las causas

Las causas que provocan la seborrea alterando el mecanismo natural de secreción sebácea pueden ser externas o internas:

• Dieta desequilibrada.

• Alimentación rica en lípidos e hidratos de carbono e insuficiente en otros nutrientes.

• Estrés, cansancio, agotamiento.

• Alteraciones hormonales.

• Algunos tratamientos farmacológicos (hipocolesterolemiantes, antibióticos, diuréticos).

• Champús muy desengrasantes que pueden generar un efecto rebote que aumente la secreción sebácea en el cuero cabelludo.

• El peinado o las fricciones realizadas con las manos sobre el cabello pueden ser responsables de que el sebo engrase en forma antiestética el cabello.

• La polución ambiental es un serio agravante de la seborrea.

¿Cómo tratarla?

Puede ser tratada con isotretioina a bajas dosis pero frecuentemente necesita tratamientos más intensivos recetados y controlados por el dermatólogo.

Sin embargo existen hábitos y rutinas que podemos emplear -si tenemos cabello graso o tendencia a la seborrea- para prevenirnos:

• Peinar el cabello con un cepillo suave de cerdas finas.

• No abusar del secador caliente sobre el cuero cabelludo. Tampoco de tinturas o geles.

• Ingerir una dieta equilibrada rica en vegetales variados.

• Los cítricos no son recomendados para mujeres con tendencia a esta afección ya que pueden producir reacciones alérgicas en el cuero cabelludo.

• Realizar dos o tres minutos diarios de ejercicios de postura vertical invertida o masajes capilares para favorecer el riego sanguíneo.

• Lavar el cabello como mínimo una vez por semana y no más de tres para evitar que este reaccione produciéndose demasiada grasa.

• Usar champús que no contengan detergentes y sean ricos en selenio o zinc.

• Evitar las situaciones de estrés. Recurrir a ejercicios de relajación que ayuden a superarlas. Dormir bien ayuda a mantener el cabello en buen estado.

Tiña capitis

Es una infección superficial del cuero cabelludo y del pelo que es causada por hongos. También afecta otras áreas como las cejas y las pestañas.

Es más que nada una alteración pediátrica que se da en chicos de 5 a 10 años y muy raramente en adultos.

El contagio se produce por compartir peines, gorros, sombreros, etcétera.

ENFERMEDADES DE LA PIEL

Cómo hemos visto, el cabello es una modificación de la piel. La mayoría de las veces la salud de uno está relacionada con el otro. La piel, puede sufrir enfermedades y alteraciones que terminen afectando o deteriorando al cabello.

Entre las distintas amenazas que enferman a la piel pueden mencionarse: condiciones ambientales, cambios climáticos abruptos, estrés, cansancio, falta de hidratación, exceso de radiación solar, agentes tóxicos en el hogar o el trabajo, alteraciones alimentarias o vicios nocivos (alcohol, tabaco, etcétera).

Enfermedades frecuentes de la piel

Psoriasis

Es una afectación de la piel que se caracteriza porque las células de la piel se reproducen a una velocidad más alta de lo normal y se forman capas gruesas, que se descaman y enrojecen. Puede aparecer en manos y pies; y se produce por problemas en los sistemas de eliminación.

Callos o durezas

Es un trastorno local de la piel en el que se endurece una zona, normalmente a causa de una fricción o presión excesivas. Es común en los pies por mal calzado.

Verrugas

Es un crecimiento excesivo de las células de la piel, muchas veces es a causa de algún virus.

Dermatitis

Con éste término se define especialmente a cualquier inflamación, hinchazón, comezón o enrojecimiento de la piel.

Sin embargo, podemos decir que existen varios tipos de dermatitis:

• dermatitis atópica o eccema

Es común, provoca una erupción con picazón esencialmente en el rostro, el tronco y las extremidades. Se da en la infancia y se la suele relacionar con los trastornos alérgicos como el asma.

• dermatitis por contacto

Se origina cuando la piel está en contacto con una sustancia irritante como detergentes, cosméticos, jabones para la ropa, perfumes o algunos metales como pulseras, anillos o hebillas de cinturones.

• dermatitis seborreica

Es más común en niños y adolescentes. Se trata de una erupción grasienta en el cuero cabelludo, el rostro, pecho y la zona de la ingle, se debe a la producción excesiva de sebo de las glándulas sebáceas.

• dermatitis del pañal

El calor, la humedad y los pliegues de los pañales de los niños permiten el surgimiento de hongos.

Impétigo

Es una erupción cutánea que se da cerca de la boca y la nariz.

Infecciones

• por tiña

Es una infección fúngica que afecta la piel, las uñas y el cuero cabelludo. Produce lesiones escamosas en cualquier parte del cuerpo. El pie de atleta entra en esta categoría.

• mediante parásitos

Hay parásitos que pueden horadar la piel y alimentarse en ella. La sarna y los piojos son ejemplos de esto. Se presentan erupciones con picazón. Este tipo de infestación es contagioso.

• virales

Las infecciones mediante virus producen erupciones en la piel. Enfermedades como la varicela, la culebrilla, el herpes simple, o el sarampión; causan boqueras y marcas en la piel que deben tratarse con sumo cuidado para que no queden cicatrices luego de la enfermedad.

Acné

Probablemente sea el trastorno cutáneo más común en los adolescentes. Se caracteriza por la aparición de granos esporádicos, espinillas o puntos blancos.

Cáncer de piel

Esta enfermedad puede iniciarse en los primeros años. Si bien no es común en niños y adolescentes el efecto dañino de los rayos de sol acumulados pueden dar origen al cáncer de piel muchos años después. Por ello, es fundamental tomar conciencia sobre los imperiosos hábitos de cuidado y protección ante la exposición al sol.

Las personas con piel clara, que se irrita facilmente al sol, son más proclives a este tipo de cáncer, que puede llegar a diseminarse en el resto del cuerpo.

Manchas, lunares, pecas

Se trata de cambios de coloración en la piel. Las causas son diversas. Algunas de ellas son sólo un cambio estético sin complicaciones. Otras, en cambio, pueden indicarnos el mal funcionamiento de algún órgano, por ejemplo. Por ello, es aconsejable que un dermatólogo controle y revise cada una de las manchas nuevas que parecen en el cuerpo o las ya existentes que cambian su aspecto.

Entre las manchas más comunes, podemos mencionar: pecas, lunares, manchas de nacimiento, manchas por excesiva exposición solar, manchas surgidas en el embarazo (cloasma, melasma); vitiligo (manchas blancas), manchas azules (golpes, magullones, moretones), etcétera.

Lastimaduras

Todo tipo de corte, raspón, magullón, herida o lesiones menores en las capas superficiales de la piel, son muy comunes y se sanan fácilmente gracias al recambio celular que se produce en las capas de la piel.

Quemaduras

Básicamente debemos considerar 2 tipos de quemaduras. Las pequeñas, que se producen por acciones cotidianas –como quemarse con el horno– y las más graves o profundas. Todas ellas necesitan atención médica y tratamiento, pues si no son atendidas de manera correspondiente dejarán marcas en la piel. Por otro lado se encuentran las quemaduras que requieren internación hospitalaria, cuando el daño ha excedido las capas de la piel.

Arrugas

Son los surcos, pliegues y marcas de la piel. Se producen, básicamente, por el envejecimiento. Aunque también influyen los factores climáticos, el estrés y algunas enfermedades. Se dan en manos, cuello, rostro, etcétera. Las "patas de gallo" son un claro ejemplo de arrugas.

Espinillas

Se trata de los puntos negros o blancos que aparecen en la piel por el taponamiento de un folículo. Son la manifestación más común del acné. Aparecen en cara, espalda y pecho.

Rosácea

Se caracteriza por el enrojecimiento de la piel por la inflamación de los vasos sanguíneos. Se da, especialmente, en el rostro.

Produce picor, pinchazos y la sensación de que la piel se estira. Aparece entre los 30 y los 50 años y se hace crónica.

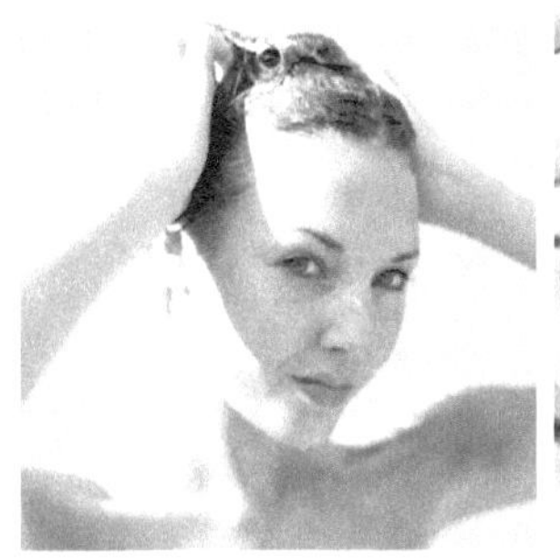
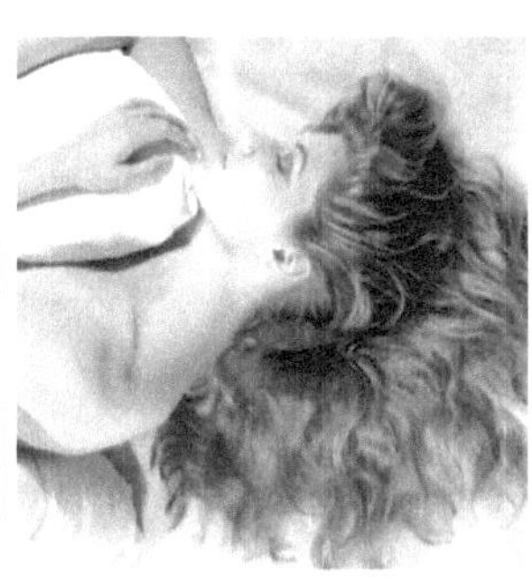

Cabellos rebeldes

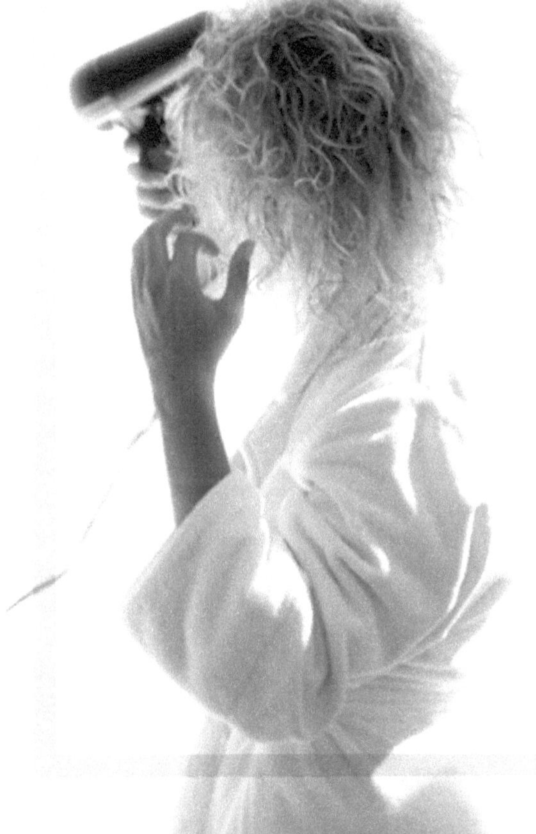

CABELLOS REBELDES

El cabello rebelde

El "cabello rebelde" es una de las condiciones que más perturba a muchas mujeres. Generalmente, tenerlo lacio, crespo, seco, graso, tiene pros y contras, pero al mismo tiempo es más sencillo determinar qué tratamiento, hábito o costumbre debemos implementar para mejorarlo.

En cambio, el cabello rebelde se debe a varias razones:
• la estática
• el grosor
• el excesivo peso
• el largo
• la falta de nutrientes
• la humedad
• los cambios repentinos de condiciones ambientales

Estas y otras condiciones producen diferentes síntomas de rebeldía:

- el cabello luce reseco
- se vuelve inmanejable
- cambia su aspecto
- se ve desprolijo y despeinado
- por lo general son cabellos crespos, ondulados o rizados.

Soluciones para el cabello rebelde

En cuanto a costumbres y productos cosméticos para solucionar la salud del cabello –si bien no podemos decir que todo ha sido inventado–, existen cientos de variantes.

Los champús, baños, mascarillas y tratamientos dependerán del uso. Para ello solo nos queda utilizarnos y ver el resultado que producen en nuestro cabello.

Por otra parte, todos los tratamientos naturales que podamos probar, aunque no solucionen el problema totalmente, irán mejorando nuestro pelo.

La idea es encontrar el método que logre mantener nuestro cabello peinado por más tiempo. Como por lo general, el cabello rebelde es seco y tiene pocos nutrientes, esas condiciones lo llevan a volverse desprolijo. En estos casos, lo mejor es recurrir a tratamientos naturales que aporten aceites para ir regresando a un estado saludable.

Mascarilla natural

Una buena receta casera, que siempre da resultado es la siguiente mascarilla:

Ingredientes:

- palta (aguacate)   1/2
- aceite de almendras   1 cda.
- yema de huevo   1

Preparación:

- Triturar la pulpa de la palta.
- Mezclar bien todos los ingredientes.
- Batirlos con una licuadora de mano hasta unirlos completamente.

Aplicación:

- Untar el cuero cabelludo con la preparación.

- Colocarse una gorra ajustada. Puede ser plástica o de tela.

- Dejar actuar durante 30 minutos.

- Retirar la gorra y proceder al lavado habitual.

• Si luego de la primera aplicación, vemos alguna mejora, repetir el uso dos veces por semana durante un mes.

• Si luego de 30 días el cabello ha mejorado y hemos podido "domesticarlo", debemos seguir usando esta aplicación una vez por semana durante algunos meses más.

Productos cosméticos

En la actualidad, la industria de la cosmética capilar ha desarrollado una enorme variedad de alternativas para tratar todo tipo de cabellos, especialmente los rebeldes.

Cómo ya hemos dicho, sólo la prueba nos dará el veredicto sobre el efecto o no que producen en nosotras los distintos champús, cremas, baños, etcétera.

Sin embargo, lo que sí podemos recomendar para el cabello rebelde es el uso de aquellos productos que se aplican luego del lavado y el secado.

Hoy podemos encontrar en las tiendas y comercios de productos de belleza, una enorme cantidad de cremas, *spray* o geles para peinar y suavizar el pelo que se colocan con la mano, sobre el cabello seco o húmedo y que facilitan el peinado dando mayor suavidad, disminuyendo el *frizz* y conservando el pelo ordenado durante todo el día.

Consejos

• Si nuestro cabello es crespo o semicrespo, aconsejamos utilizar la crema *antifrizz* en los días extremadamente secos.

• En el caso de que sea un día muy húmedo o que esté lloviendo se debe utilizar gel o cera. Si lo tenemos corto, este tipo de productos dejarán nuestro pelo perfecto. En cambio, si tenemos el cabello largo, la aplicación debe ser más controlada, distribuyendo perfectamente el producto a lo largo de todo el pelo.

• Nunca es necesario usar mucha cantidad de productos para peinar o controlar el cabello rebelde. Con muy poco y bien empleado, lograremos buenos resultados.

• Los productos cosméticos en base a siliconas son muy buenos cuando el cabello rebelde es ondulado o con rulos.

• Para elegir el mejor producto para nuestro cabello rebelde, debemos elegir aquellos que al secarse no dejan el pelo duro, sino que conservan el movimiento natural del mismo.

• Como hemos dicho en otras páginas, los problemas del cabello representan alguna alteración de nuestro organismo. Aunque nuestro cabello posea naturalmente una condición rebelde, es posible que una mala alimentación, un estado de cansancio o estrés o la exposición prolongada en ambientes desfavorables estén aumentando esa "rebeldía".

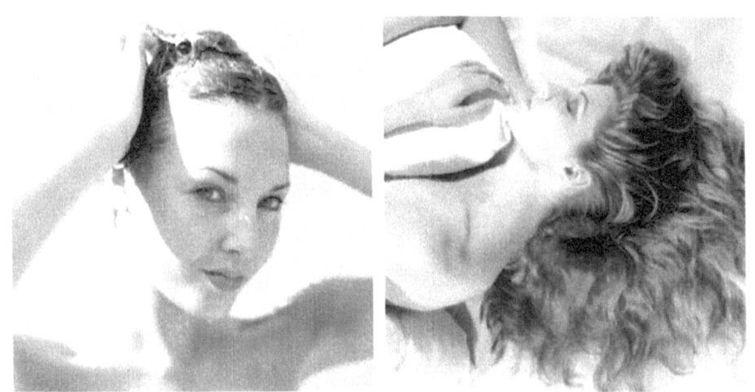

CAPÍTULO 4

Trucos y consejos

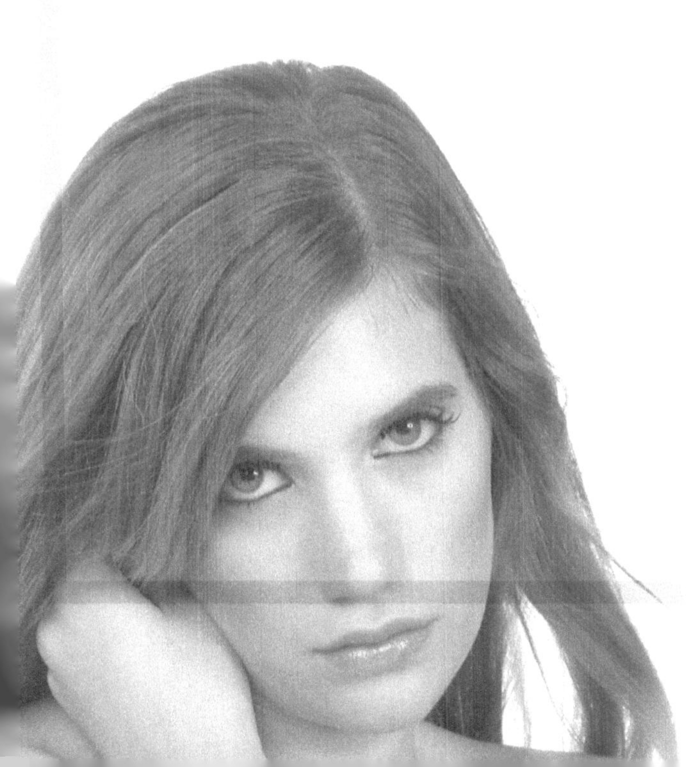

TRUCOS Y CONSEJOS

Existen decenas de consejos y secretos para mantener nuestro cabello saludable y suave. Antes de ingresar en una completa guía de sugerencias, veamos algunos conceptos erróneos que existen sobre la salud del cabello

"Si nos lavamos el pelo todos los días, se pierde el cabello"

Es completamente falso. Para mantener sano al cuero cabelludo hay que lavarlo todos los días, de la misma manera que nos bañamos a diario. Es absolutamente normal, cuando uno se lava la cabeza, que se caigan algunos pelos. Claro que si la pérdida es excesiva se debe consultar al médico.

"El pelo largo aumenta la posibilidad de perder pelo"

Esto es falso. El largo del pelo no tiene nada que ver con la caída. Ésta no está relacionada con la longitud del pelo, lo que sucede es que cuando el pelo está corto es más difícil de darse cuenta cuando se cae. Muchas personas con pérdida del cabello creen que esto se debe a que usan el pelo largo y deciden cortarlo para ver si así logran mejorar.

"Cortarse mucho el cabello le dará fuerza"

Es falso. El pelo crecerá de igual manera no importando el largo del mismo.

"La seborrea produce caída capilar"

Esto también es falso. No hay relación alguna entre la grasitud del cuero cabelludo y la pérdida del cabello. Tampoco es verdad que la seborrea sea producida por los alimentos que comemos y la grasitud no depende para nada de la dieta.

TRUCOS, CONSEJOS Y SUGERENCIAS PARA LUCIR UN CABELLO SALUDABLE

Cuidados para el cabello graso

Los productos económicos de cosmética para cabello graso suelen ser más intensos para limpiar el cabello de cualquier exceso de grasa o impurezas.

Los champús de mejor calidad limpian sin retirar del cabello la humedad y los nutrientes esenciales.

Cuidados para el cabello seco

• El champú que utilicemos es crucial para los cabellos secos; el deterioro de la fibra capilar dependerá en gran parte del uso de acondicionadores y champús, muchos de los que se comercializan en los supermercados son muy agresivos, por eso debemos asistir a farmacias o comercios especializados que nos recomienden fórmulas menos nocivas, champús neutros o con pH balanceado.

• Un cambio en el estilo de vida puede lograr una diferencia importante, y existen muchos productos disponibles para ayudar a nutrir la córtex y suavizar las cutículas.

• El cabello seco necesita muchas atenciones: acondicionadores, mascarillas hidratantes y tratamientos de crema, entre otras cosas.

• Un tratamiento muy simple, como el siguiente, puede solucionar muchos problemas del cabello seco: utilizaremos una máscara de crema hidratante o mascarilla y cubriremos las puntas con ella. Luego envolveremos nuestra cabeza en un gorro de ducha de plástico y lo calentaremos mediante el aire del secador de pelo al menos durante 20 minutos, de esta forma lo que estamos haciendo es reforzar los efectos de los productos. El calor favorece la absorción de los ingredientes previniendo la formación de las famosas "puntas florecidas"; el mismo reunifica las escamas abiertas del tallo dándole al pelo brillo y densidad. Para terminar, debemos lavar el pelo con agua fría para, de esta forma, tonificar el cuero cabelludo. En el caso de que el cabello seco posea una raíz demasiado deshidratada, entonces procederemos a separar el cabello en mechones trazando varias rayas mediante un peine y aplicaremos sobre el cuero cabelludo la crema o mascarilla.

• Elegir un buen champú, preferentemente suave y que sea recetado para cabello seco. Los mejores son los que están hechos con elementos naturales; el colágeno y la queratina son muy eficientes para rehabilitar el pelo dañado y nutrir el pelo seco; otros ingredientes recomendados son la joroba y la sábila. Los acondicionadores tipo spray son también muy beneficiosos para este tipo de pelo, suelen emplearse antes del cepillado y deben aplicarse sólo en las puntas. En caso de que nos guste secar el pelo luego del baño, debemos hacer esta tarea con sumo cuidado utilizando un peine; si preferimos usar la toalla y dejarlo húmedo sólo debemos presionar para que la misma absorba el exceso de humedad.

Cuidados para el cabello fino

Además de asesorarnos sobre los mejores productos de cosmética para este tipo de cabello debemos tener en cuenta que, al no tener gran volumen o al menos si lo tiene éste es muy poco, el corte de pelo es vital.

Se recomienda un corte con varias capas para que el pelo recupere ese volumen perdido y movilidad. Cuanto más largo es el pelo fino, más largas serán las capas; tampoco debe optarse por un excesivo número de capas ya que no lucirán bien en un pelo extrafino y lo que provocarán será un mayor aplastamiento.

Cada vez que vayamos a tratar nuestro cuero cabelludo es necesario utilizar los productos adecuados siempre siguiendo las indicaciones de los envases o prospectos utilizando sólo lo que es indicado. El cabello fino suele aplastarse si se utiliza más producto del recomendado, esto se debe a que el peso del mismo es muy pesado para la textura del pelo.

Para eliminar la estática y el efecto que suele generar en las puntas, típicos del cabello fino, se puede emplear una toalla antiestática, lo único que debemos hacer es pasarla por nuestro pelo.

Con respecto a los acondicionadores, éstos son opcionales, este tipo de pelo no necesita utilizar crema de enjuague todos los días, bastará con sólo 3 veces a la semana.

Elegir un buen cepillo

• Tener en cuenta el largo del cabello. Cuanto más corto sea el cabello más chico debe ser el cepillo. Los cepillos chicos también se usan para puntas o para zonas difíciles de alcanzar con un cepillo grande en cabellos más largos.

• Prestar atención al origen de la cerda de los cepillos. Hay de cerdas plásticas de varios tipos, cerdas metálicas, cerdas naturales; y mixtos: plástico y natural. Se considera que las cerdas de jabalí son las mejores para el cabello porque distribuyen los aceites naturales del mismo, son suaves y acrecientan el brillo.

• Las cerdas metálicas en algunas ocasiones pueden ser muy duras para el cuero cabelludo pero se pueden usar en cabellos abundantes. En cabellos maltratados, finos o delicados es preferible usar cerdas naturales.

• Los cepillos de cerdas plásticas son más económicos y si tienen las puntas redondas pueden ser usados por cualquier tipo de cabello.

• Si al peinarnos, sentimos que el cepillo nos araña el cuero cabelludo es preferible cambiarlo porque lo irritará y dañará los folículos del pelo.

Formas básicas de los cepillos

El mejor cepillo es aquel que cuando lo pasamos por el cabello se desliza sin problemas y no se queda trabado en el pelo.

Cepillos planos:

Se usan para crear textura en el cabello. Se usan en cabellos largos durante el secado para alisar o para dar brillo después del secado. Generalmente se usan para estilos lisos de un solo largo.

Cepillos redondos:

Ayudan a darle brillo al cabello y a alisarlo durante el secado o a crear rizos, ondas, rulos, doblar las puntas y dar volumen. Para cabello fino se recomiendan cerdas suaves y cuanto más abundante sea el cabello más separadas deben ser las cerdas.

Cepillos ventilados:

Las ventosas dejan que el aire del secador pase directamente al cabello para un secado más rápido. Son ideales cuando hay apuro.

Cepillos con metal:

Estos modelos ayudan a formar más calor, el metal del centro del cepillo actúa como un rulo ayudando a crear rizos perdurables. Los rulos pueden ser finos o gruesos dependiendo como se use. Estos cepillos pueden secar el cabello por el calor que acumulan.

Cepillos acolchados:

Estos son cepillos para uso diario en todo tipo de cabello pero especialmente cabellos lacios o apenas ondeados.

Errores que perjudican la salud del cabello

Hay malos hábitos a la hora del lavado que nos afectan el cabello. Debemos saber que:

- No hay que agredir el cuero cabelludo con las uñas.

- No usar la toalla con mucha presión.

- Usar mucho champú puede resecarlo.

- Lavarlo en exceso le quitará fuerza.

- Estrujarlo con la toalla, las manos o los elementos para sujetarlo puede volverlo quebradizo.

Cómo debemos peinarnos para no lastimar el cabello

• Te va a ayudar usar un buen acondicionador para que el pelo sea bien manejable y fácil de peinar, así se evita el tironeo brusco que puede ocasionar caída de pelo.

• Es conveniente que el peinado no sea brusco sino bien suave, prefiriéndose los peines con dientes bien separados y no aconsejándose los cepillos.

• Cuando el pelo está húmedo es más frágil, por lo que hay que tener cuidado al secarse con la toalla de no hacerlo vigorosamente.

Para lavarse bien el cabello

• Un correcto y efectivo lavado es el paso fundamental para lucir un pelo saludable, suave, sedoso, manejable y brillante.

• Cepillar el cabello antes del lavado. Aunque no se haga perfectamente, eliminando los nudos antes del lavado se protegerá al pelo. Además se elimina suciedad y piel muerta.

• Mojar el cabello y el cuero cabelludo abundantemente antes de lavarlo.

• Usar poco champú.

• El champú debe colocarse en la mano y distribuirlo sobre el cabello con la yemas de los dedos, como si lo masajeáramos.

• No lastimar con las uñas el cuero cabelludo durante el lavado. Por eso reiteramos que deben usarse las yemas de los dedos.

• La limpieza más profunda debe hacerse en las raíces.

• El enjuague debe hacerse con agua fría, hasta eliminar la espuma por completo.

• Hay que saber que el agua caliente abre las cutículas del pelo y el agua fría las cierra y deja el cabello más suave, elástico y brillante.

• Si sentimos que el cabello ha quedado sucio, repitamos el lavado siguiendo los mismos pasos.

• El acondicionador o crema de enjuague muchas veces no es necesario.

• Para el pelo fino, el acondicionador puede "aplastar" el pelo.

• Secar el cabello, preferentemente, con toalla.

• No debe retorcerse ni apretarse.

• Se recomienda pasar un peine de dientes abiertos y simplemente pasar los dedos a modo de peine por el cabello antes de usar un cepillo.

• El calor daña el cabello. Toda vez que se pueda, evitar el secado eléctrico por calor.

Pequeños secretos

• Para mejorar un cabello graso, recomendamos un baño con jugo de limón luego del lavado. La levadura de cerveza también ayuda en estos casos.

• Masajearse el cuero cabelludo cada 15 ó 20 días con aceite es un excelente tratamiento para la grasitud del cabello.

• Todo tipo de producto a base de manzanilla (hasta un baño casero con ella) es ideal para aclarar los cabellos.

• El efecto que la manzanilla tiene en los cabellos rubios, el romero lo tiene en los morenos. Hirviendo unas hojas picadas de romero en 1 taza de agua y enfriando esa preparación en la heladera, habremos elaborado un excelente tónico casero para el cabello oscuro.

• Por su parte, un baño similar al anterior, pero con té rojo, contribuirá a realzar algunas mechas rojizas.

• ¿Perejil para la caspa? Sí, es un excelente producto natural para combatirla. Debemos hervir en agua 50 gr de hojas de perejil frescas picadas. Luego de enfriar la infusión en la heladera podemos hacernos un baño presionando con la yemas de los dedos sobre el cuero cabelludo.

• Para darle volumen a un cabello "aplastado" debemos peinar por mechones, por debajo del cabello, usando un cepillo redondo.

• El pelo tiene que revitalizarse. Lo más conveniente es cortarse las puntas cada seis u ocho semanas para que crezcan con fuerza y no se resquebrajen.

• Lavar, peinar y secar con suavidad.

• Para secar el cabello recién lavado basta con presionarlo con la toalla hasta absorber el exceso de humedad.

• Si tienes cabello graso, invierte en peines de madera y cepillos de cedras naturales.

• Se puede lograr un cabello más brillante pasando un cubo de hielo por las puntas luego del lavado.

• Una mascarilla de aceite de germen de trigo es un nutriente ideal para que el cabello brille (se aplica durante la noche y se lava con agua fría por la mañana).

LA DEPILACIÓN PARA CUIDAR EL VELLO CORPORAL

La depilación

La depilación consiste en eliminar el vello de alguna zona del cuerpo. A continuación, detallamos algunas de las técnicas o sistemas que se emplean para el control del crecimiento del vello en diversas áreas corporales.

Máquina con hoja

El pelo no se arranca de raíz, se corta a ras de la piel y no se elimina la raíz. Existen maquinillas que llevan incorporada una banda de aloe vera, una planta suavizante e hidratante, para evitar irritaciones. Para favorecer la regeneración natural de la piel tras la agresión de cualquier depilación se puede utilizar crema posdepilatoria calmante.

La ventaja de esta técnica es que se puede aplicar en cualquier lugar y con rapidez. Sólo un par de minutos son necesarios para aplicar la espuma y rasurar.

Es el método más rápido y cómodo. Ideal para las axilas y piernas. Descama la piel sensible. Puede aplicarse por todo el cuerpo excepto por el rostro.

Se recomienda para personas con problemas de várices y mala circulación.

Máquinas eléctricas

La máquina pinza el pelo y lo arranca con la raíz. Se puede aplicar por todo el cuerpo, excepto la zona facial. Es un método relativamente rápido y más duradero que los anteriores. Se aconseja utilizar maquinillas que lleven incorporada una banda "antidolor", cuya función es hacer un minimasaje en la zona y alivia el dolor del tirón.

Si se utiliza cada cuatro semanas, el vello va disminuyendo progresivamente. Las máquinas poseen accesorios como cabezales especiales para zonas sensibles y para exfoliar previamente la piel.

Cera

Es el método más conocido de depilación y uno de los más antiguos. La cera se puede aplicar fría, templada o caliente, según las características de la piel. Se disuelven con agua y se extiende en la zona por aplicar arrancándola a contrapelo cuando está seca. Son fáciles de utilizar. Las ventajas que ofrece es que a medida que se realiza este tipo de depilación, el vello se va debilitando cada vez más, y pueden pasar hasta 6 semanas para volver a repetir el método.

Cera fría

Se utiliza para zonas con escaso vello, como las zonas faciales cercanas a la boca. Generalmente se presenta en papeles que se aplican sobre la piel, utilizando el calor que las manos le brindan al aplicarlos. Es fundamental retirarlos con cuidado.

Cera tibia o templada

Es la más popular de las ceras. Es recomendada para piernas con pieles sensibles o con algunos problemas circulatorios. Requiere un calentamiento mínimo, incluso en el microondas, y permite una depilación de raíz, sin dejar la piel enrojecida. Como es soluble en agua, los restos son muy fáciles de eliminar.

Cera caliente

Su utilización ha estado en decadencia y desplazada por la cera templada o tibia.

La conveniencia de la cera templada en cuanto a que no incrementa los problemas circulatorios ni provoca irritaciones en la dermis, ha hecho que desplazara un poco a la cera caliente.

Pasos para la aplicación de cera

Primero se debe limpiar toda la zona que va a ser depilada. Se coloca talco para evitar cualquier tipo de quemadura, sobre todo en la cera caliente. Con una espátula, se deposita la cera siguiendo la dirección del pelo. Luego se colocan bandas sobre la cera, masajeando para que se adhieran bien. Se tira la banda rápidamente y de una sola vez, en dirección contraria al nacimiento del pelo, para que la depilación sea más profunda.

Una vez realizado este procedimiento, es necesario aplicar una crema antiséptica y, luego, una humectante.

PRODUCTOS ARTESANALES PARA CUIDAR EL CABELLO Y LAS UÑAS

Gel para cabello

Materias primas

Agua 876 cm^3
Carbopol 940 gr
Alcohol etílico 97 cm^3
Trietanolamina 7 cm^3
Fragancia 5 cm^3
Luviscol o pvp 7 gr
Metil parabeno sódico 2 gr
Anilina vegetal 1 gr

Procedimiento

• Colocar en un recipiente el agua, el metil parabeno sódico y revolvemos perfectamente.

• Añadir el carbopol poco a poco y revolviendo constantemente.

• Agregamos la trietanolamina y revolvemos muy bien.

• Dejamos reposar la preparación durante una hora. En ese tiempo la mezcla se irá convirtiendo en gel.

• Pasado ese tiempo le agregamos el luviscol de a poco y revolviendo constantemente.

• Incorporamos el alcohol y se revuelve muy bien.

• Finalmente agregar la fragancia.

• Embotellar en envases adecuados.

Óleo para nutrir el cabello

Este producto se aplica sobre las puntas del cabello cuando estén secas o florecidas. Se coloca después del lavado diario y no se enjuaga.

Materias primas

Aceite de coco 110 cm^3
Agua caliente   110 cm^3
Aceite esencial de Ylang Ylang 35 gotas

Procedimiento

• Colocar el aceite de coco en un recipiente junto con la misma cantidad de agua caliente.

• Añadir las gotas de aceite esencial de Ylang Ylang.

• Agitar suavemente para mezclar y envasar en frascos adecuados.

Loción fortalecedora de pestañas

Da fuerzas a las pestañas débiles y evita su caída. Ayuda a remover los restos de maquillaje y brinda suavidad.

Materias primas

Aceite de ricino 3 cm^3
Alcohol de cereal 1 cm^3
Agua de rosas 6 cm^3

Procedimiento

• En un envase con tapa mezclar los ingredientes.
• Agitar bien.
vAplicar con un hisopo limpio desde la unión con el párpado hacia las puntas de las pestañas.

Quitaesmalte de uñas

Materias primas

Alcohol etílico 600 cm^3
Acetato de butilo 360 cm^3
Aceite mineral 35 cm^3
Glicerina 20 cm^3
Anilina (vegetal) rosa 1,5 gr

Procedimiento

• En un recipiente plástico mezclamos el aceite mineral y el acetato de butilo. Revolver bien con una cuchara de madera.

• En otro recipiente colocamos el alcohol y la glicerina, y los mezclamos muy bien.

• En un pequeño bol o vaso plástico disolvemos la anilina en un poco de agua.

• Con un gotero añadimos 10 gotas de anilina diluida a la segunda preparación que realizamos.

• Finalmente vertemos la mezcla de aceite elaborada en el primer recipiente, a la de alcohol que hicimos en el segundo.

• Revolvemos durante algunos minutos y envasamos en frascos adecuados.

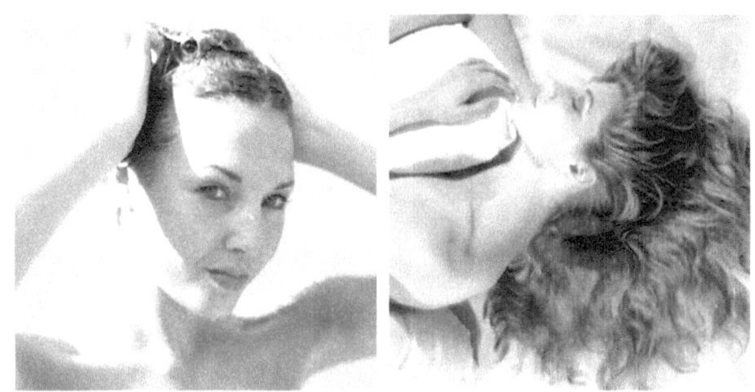

CAPÍTULO 5

Las uñas, otra piel modificada

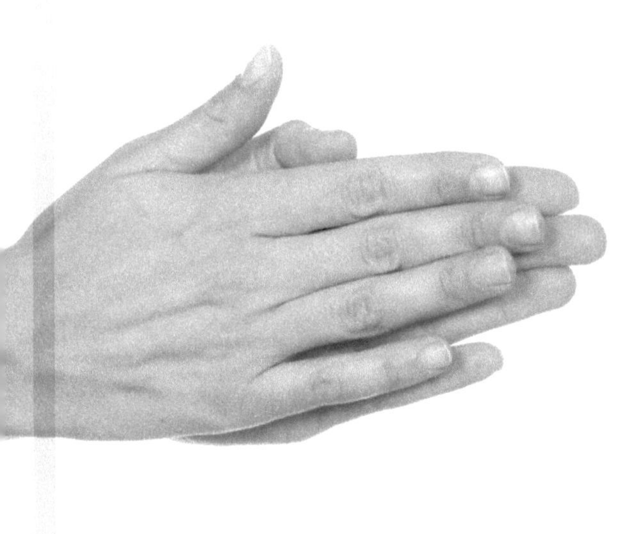

LAS UÑAS, OTRA PIEL MODIFICADA

Como hemos visto al comienzo de estas páginas, el cabello - al igual que las uñas- se trata de una piel modificada. Por ello, dejamos este capítulo final para dar algunos consejos sobre las características y la salud de las uñas. Pues si bien ellas (al igual que el cabello) tienen una importancia más que nada estética, reflejan el estado saludable o no de nuestro organismo.

Empecemos brindando una serie de consideraciones en relación con el cuidado y la solución de problemas relativos a la salud y estética de las uñas (en manos y pies), que pueden resumirse de la siguiente manera:

- Es bueno tener uñas sanas y largas.
- Usar cremas de manos naturales.
- Usar mascarilla de manos.
- Extremar los cuidados pues las uñas nos delatan y la salud se refleja en ellas.

• Tener siempre en cuenta los cuidados para los pies.
• Realizar masajes en los pies.
• Realizar cuidados para problemas comunes en los pies.
• Apelar a productos alternativos, como por ejemplo aceite esencial de árbol de té, ideal para tratar los hongos de los pies.

De la misma forma que la piel protege al organismo, la uñas, por su parte, realizarán una función de protección de los dedos.

Uñas frágiles

En situaciones en que hay falta de vitaminas y minerales (especialmente hierro) suele destacarse este síntoma de fragilidad. Para corregirlo, podemos:

• Ingerir una dieta rica en vegetales y frutas;
• hidratar las uñas;
• fitoterapia: sésamo, levadura de cerveza, aceite de germen de trigo (a nivel externo).

Consejos para el cuidado de las uñas

Sabemos que existen muchas dudas sobre los distintos problemas que pueden presentarse en uñas, tanto de manos como de pies. Algunas de esas dudas son sólo estéticas, otras tienen injerencia en la salud. Estas son las principales preguntas:

¿Qué pasa con la pintura de las uñas y las cutículas? Al pintarnos las uñas, ¿nos manchamos las cutículas?

Se recomienda usar poco esmalte para crear una capa fina. Debemos empezar a pintarnos desde la mitad de la uña y extender el esmalte verticalmente. Aunque no es regla, es preferible seguir una sola dirección. Tengamos cuidado de no aplicar esmalte en la cutícula.

¿Qué hacemos si tenemos las uñas manchadas por usar esmaltes de colores fuertes y brillantes?

Los esmaltes de colores oscuros o fuertes no son el problema. El problema está en si no usamos base. La base tiene varias funciones y una de ellas es proteger la uña. También se recomienda dejar que la uña descanse entre cambios de esmalte.

El esmalte se nos pela rápido; se ve muy feo: ¿Qué debemos hacer?

Apliquemos capas finas y delgadas de esmalte. Esperemos a que cada capa se seque antes de aplicar la capa siguiente. Esto también se aplica a la base.

No podemos aplicarnos capas finas de esmalte: ¿Qué hacemos?

Puede ser que el esmalte esté viejo, que no lo hayamos tapado bien, o que esté espeso. Siempre debemos asegurarnos de usar esmalte fresco, cerrar bien el frasco y, si deseamos, podemos guardarlo en la heladera. Con un poco de práctica y persistencia aprenderemos a aplicarnos capas finas.

Se forman burbujas de esmalte sobre las uñas cuando nos estamos pintando: ¿Qué debemos hacer?

No hay que agitar el frasco verticalmente. Se lo puede agitar rotándolo entre las palmas de ambas manos horizontalmente.

Las uñas se quiebran con facilidad y se escaman en las puntas formando varias capas: ¿Cuál es la solución?

En la mayoría de los casos esto se debe a la exposición constante al agua y a químicos fuertes como el cloro o los detergentes. Debemos tratar de usar guantes plásticos para lavar platos o limpiar la casa. Apliquemos crema para mantener las uñas humectadas. Un consejo útil para humectar las uñas es aplicarles aceite de vitamina E.

¿Qué hacemos para que las uñas no se nos quiebren?

Hay que mantener las uñas humectadas. Limarlas en una sola dirección y tratar de mantenerlas bien cortadas, limadas y, si deseamos, con esmalte. La manicura semanal puede ayudar a que las uñas se fortalezcan. No temamos usar las uñas o las manos.

Tenemos líneas en las uñas que se ven feas cuando aplicamos esmalte: ¿Qué se hace al respecto?

Las líneas verticales en las uñas se consideran normales y tienden a aumentar a medida que pasa el tiempo. Si nunca las habíamos tenido, puede haber varias causas incluyendo el estrés intenso. Podemos usar las limas especiales para esto, que llevan distintos nombres. Utilicemos alguna de estas limas, que son suaves, y no apliquemos mucha presión.

Las cutículas se ven secas: ¿Hay que cortarlas?

Lo mejor es humectarlas con cremas de manos. Cada vez que podamos, debemos aplicarnos crema, sobre todo después de lavarlas. Hay varios tratamientos que pueden hacerse una vez por semana con la parafina o crema o aceite caliente. Varias manicuras no recomiendan cortar la cutícula porque continúa creciendo cada vez más dura y gruesa. Al cortarla es fácil incubar infecciones. Muchas manicuras la cortan. Si la cortamos, es recomendable que usemos nuestros propios alicates para evitar la contaminación y las enfermedades infecciosas.

Las uñas son muy débiles, se parten y se escaman. Por más que intentemos, siempre se quiebran: ¿Qué podemos hacer?

Las uñas están continuamente expuestas al agua y a ingredientes que las secan, como jabones y limpiadores. Esto hace que las uñas se pongan débiles, se partan y "escamen" con mayor facilidad. Lo primero es, desde ya, eliminar la exposición a los elementos. Para esto, debemos acostumbrarnos a usar guantes plásticos a la hora de lavar platos, limpiar la casa o poner manos directamente en cualquier químico que pueda irritar. Las uñas se dañan mucho con el agua. Evitar el contacto con el agua es difícil a menos que no nos lavemos las manos frecuentemente y esto no es saludable.

Para combatir estos problemas, debemos ponernos crema o aceite cada vez que nos lavemos las manos, y asegurarnos que también estén cubiertas las uñas.

Algunos consejos

• Una sugerencia de muchos esteticistas es que después del baño tengamos a mano un palito de naranjo o cualquier otro material para empujar las cutículas, y aplicarnos aceite en las uñas. Podemos usar un aceite especial para uñas o un aceite de almendras o de oliva con vitamina E.

• Las uñas también necesitan nutrientes incluyendo proteína y calcio. De acuerdo con distintos especialistas médicos, los suplementos de calcio son buenos para fortalecer las uñas.

• Tratar de mantener las uñas pintadas y arregladas, de esta forma el esmalte las protege y estamos más conscientes de cuidarlas.

• También podemos aplicarnos un tratamiento para fortalecer las uñas sin elementos agresivos, o químicos perjudiciales, como el formaldehído. A la hora de quitar el esmalte debemos preferir usar los removedores de esmalte sin acetona.

• En este sentido, existen distintas técnicas y tratamientos que pueden ayudarnos a tener uñas fuertes y manos suaves. Los aceites esenciales actúan nutriendo las uñas para que sean más flexibles y fuertes.

Uñas artificiales

Sabemos que existen personas que naturalmente tienen uñas fuertes y flexibles, que crecen y crecen y nunca se parten. Pero también, como no todo es perfecto, existen otras personas a las que hasta un leve viento le parte o arruina las uñas. Y hay quienes se las comen. Pero todo tiene solución y para solucionar los problemas con las uñas se inventaron las uñas artificiales.

Si bien tienen sus pros y sus contras, las uñas artificiales son ideales para reforzar las uñas naturales en personas que, debido a su trabajo o gusto personal, tienen que tener las uñas bien arregladas o largas todo el tiempo.

Son muy útiles para las personas con uñas pequeñas que requieren uñas largas para ocasiones especiales como bodas o fiestas.

Otro uso es para personas que se comen las uñas. Muchas veces, si la persona se pone uñas artificiales, puede romper el hábito y una vez que se quita las uñas artificiales ya no se comerá las suyas.

Hay varios tipos de uñas artificiales, las envolturas y las acrílicas son las más usadas. En ambos casos la primera sesión de tratamiento es muy larga, porque la manicura tiene que ponerlas.

Para ponerlas, la uña natural es limada; sobre ésta se colocan los diversos tipos de agentes fijadores, gomas o resinas, y se ajusta la envoltura o los tips acrílicos al tamaño y forma de las uñas.

Los acrílicos duran más; las envolturas duran más o menos dos semanas.

Envolturas:

Cambian de nombre en muchos países (por eso a veces se llaman wraps). Éstas se ponen sobre la uña natural para fortalecerla, también para reparar uñas partidas. Para alargar las uñas se usan tips o puntas.

Las wraps son básicamente un tejido asegurado a la uña con resinas artificiales muy potentes. Las más usadas son llamadas de seda o de fibra de vidrio (fiberglass). La única diferencia es el tipo de tejido usado. Las envolturas con seda dejan ver la textura del material por lo que no se ven naturales y tienen que estar siempre pintadas en un color que cubra bien para disimularlo. Si las envolturas no se ponen bien se tienden a levantar; una de las causas para que suceda esto puede ser que la manicura usó pegamentos o resinas muy gruesos o aplicó mucho. Si se hacen bien son durables y hacen que las uñas sean más resistentes.

Tips acrílicos:

La uña natural se cubre con la punta acrílica, la cual se pega a la uña. Las extensiones plásticas o acrílicas pueden ser de color natural o se pueden usar las que ya vienen pintadas o decoradas. Muchas de las estrellas de la pantalla las usan para ocasiones especiales como entregas de premios o celebraciones.

Gels:

Los gels son otro tipo de acrílico. Los tips acrílicos se ven mal, por lo que el sistema más usado en Europa son las gels o gelatinas y están rápidamente expandiéndose en otros lugares del mundo, como América del Norte y del Sur.

Tienen varias ventajas, entre ellas: son ligeras y no hay mal olor al aplicarlas. El material de las gels es un tipo de acrílico que se endurece con la luz. Presentan las mismas características de los acrílicos anteriores.

Las desventajas de usar uñas artificiales

-Las uñas naturales son limadas (la uña total, no sólo las puntas); esto hace que la uña se ponga débil y, una vez que se quitan los acrílicos o envolturas, las uñas no se ven bien.

• Los fijadores que se usan son químicos muy fuertes que además de oler mal no son beneficiosos para la salud.

• Los productos que se usan para quitarlas tampoco lo son.

• La técnica para remover las uñas acrílicas es un poco brusca.

• Los materiales que se usan en las uñas artificiales son tan fuertes como los que usan los dentistas.

• Son caras. Requieren tiempo y equipo especial por lo que son considerablemente más caras que la manicura regular. Además, requieren mantenimiento, y cada sesión de mantenimiento es también más cara que las manicuras regulares.

• Las infecciones: debido a que hay un espacio microscópico entre los pegamentos y la uña natural, la humedad puede acumularse y causar el crecimiento de bacteria u hongos. Esta posibilidad aumenta si no se les da mantenimiento.

• No siempre se ven naturales. Si no se hacen con una manicurista calificada pueden verse como lo que son: "artificiales".

www.ingramcontent.com/pod-product-compliance
Lightning Source LLC
Chambersburg PA
CBHW051221250726
48655CB00006B/2529